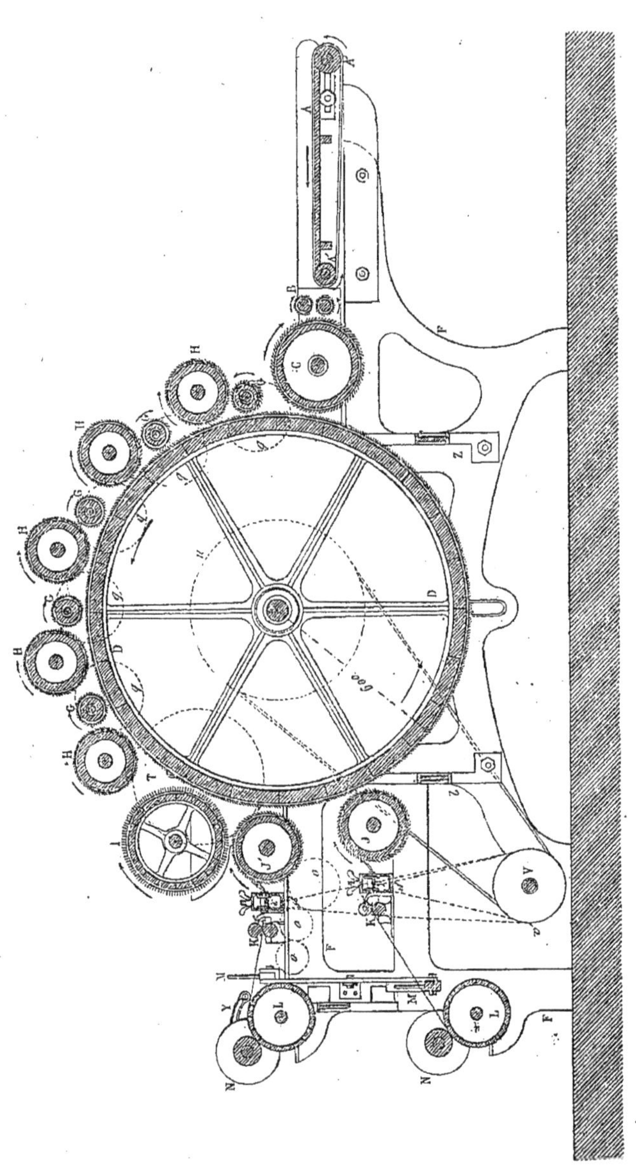

CARDE A LAINE.

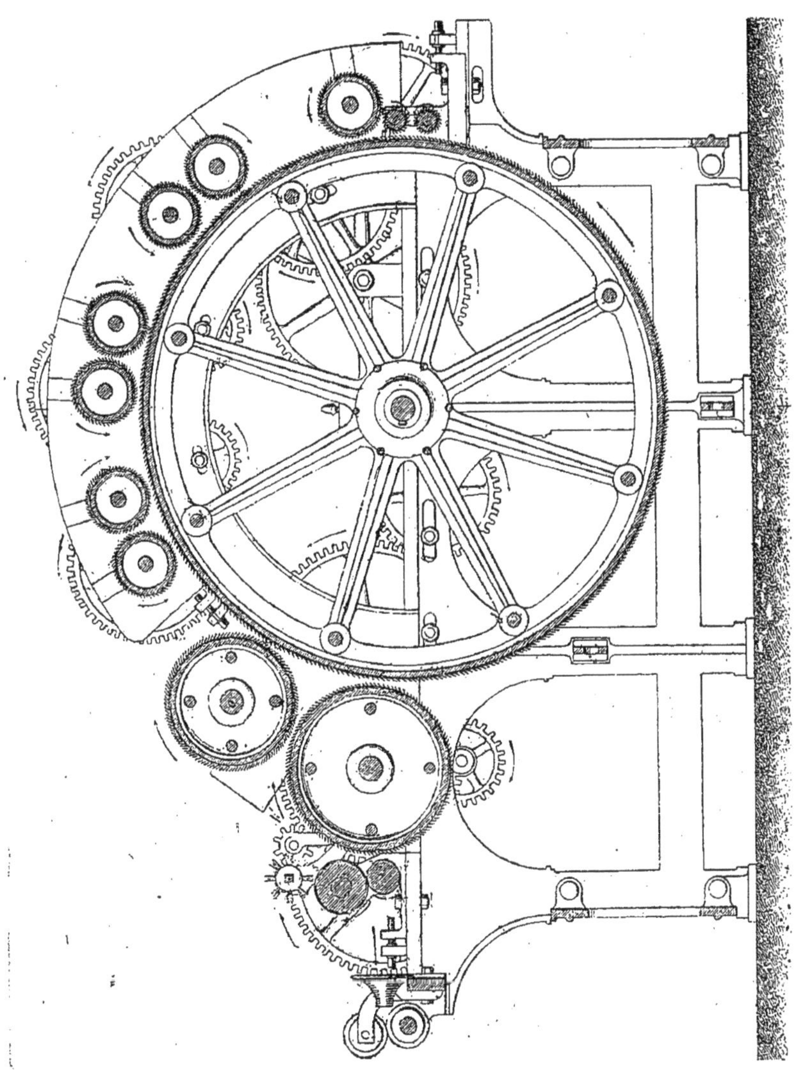

LA CARDE A LIN

( Plan longitudinal ).

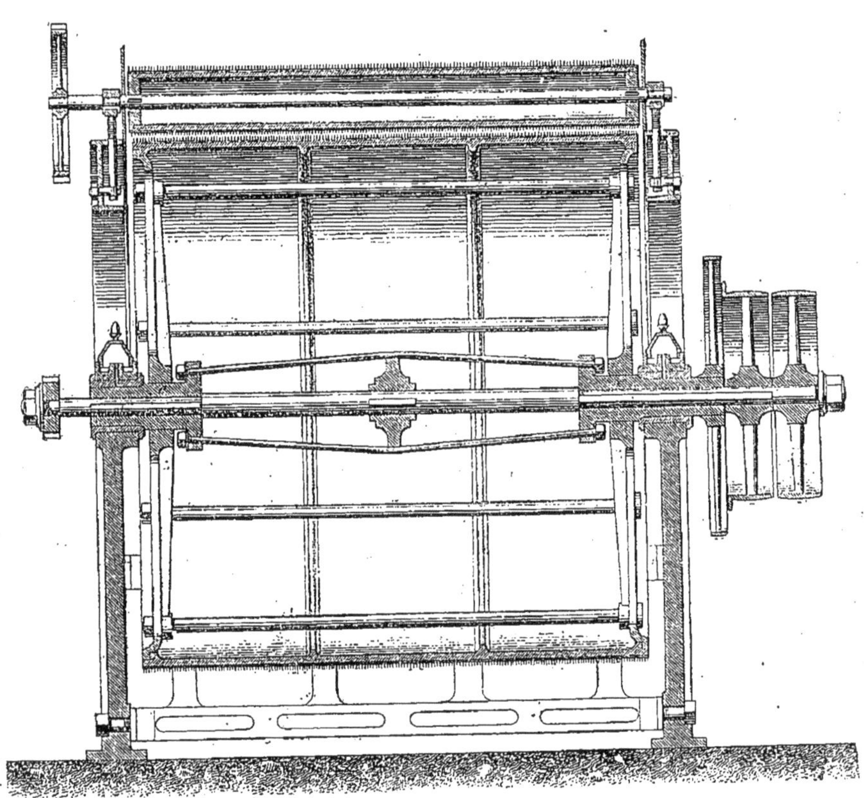

La Carde a lin
(Coupe transversale).

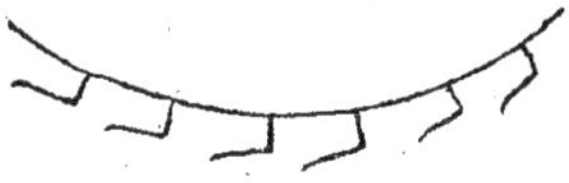

Dents repliées de certains rouleaux de la carde à lin.

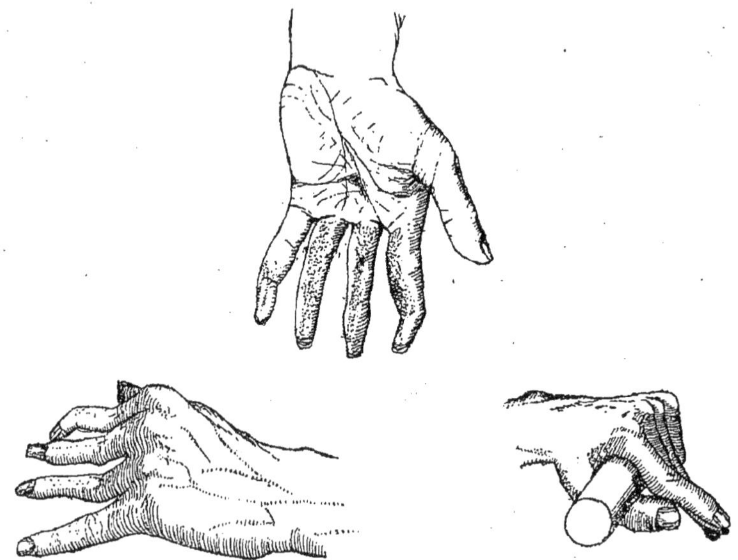

Ratissage de la face palmaire des doigts par une carde à laine.

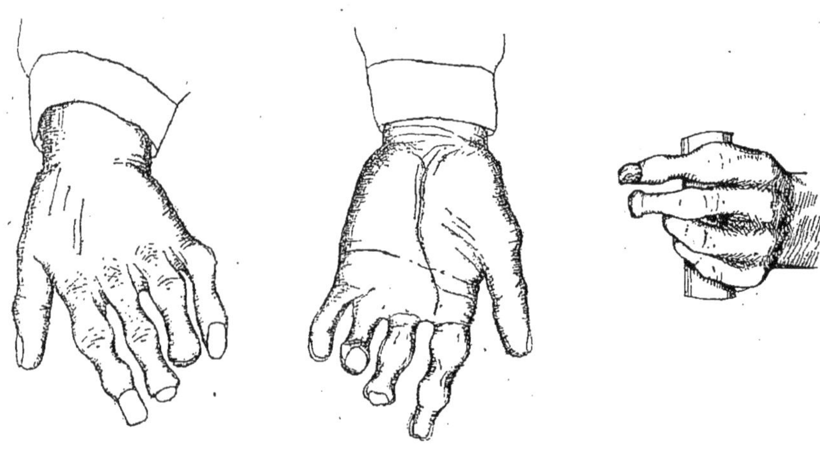

Ratissage palmaire par *peigne* de filature de coton

(Pour servir de comparaison avec le fait précédent).

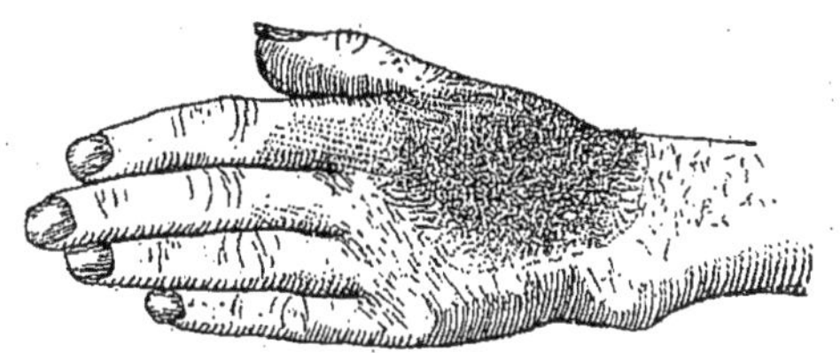

Ratissage du dos de la main par la carde à laine.

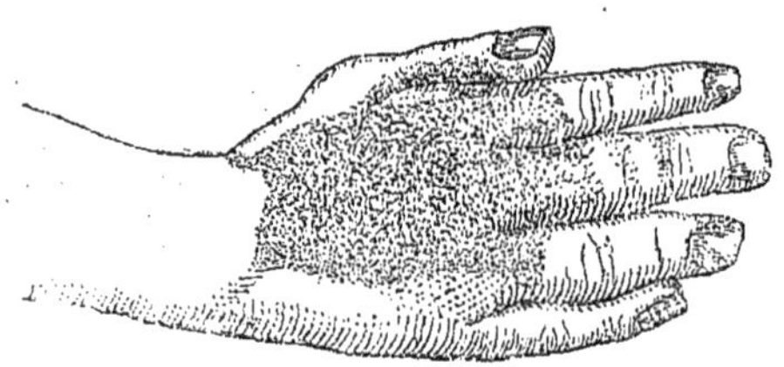

Ratissage du dos de la main par la carde à laine.

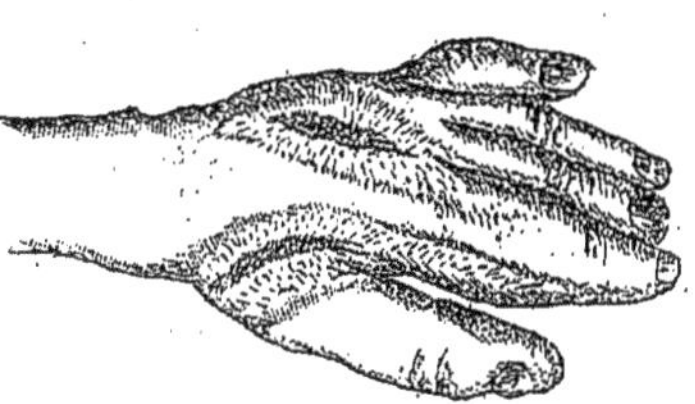

Ratissage du dos de la main par la carde à laine.

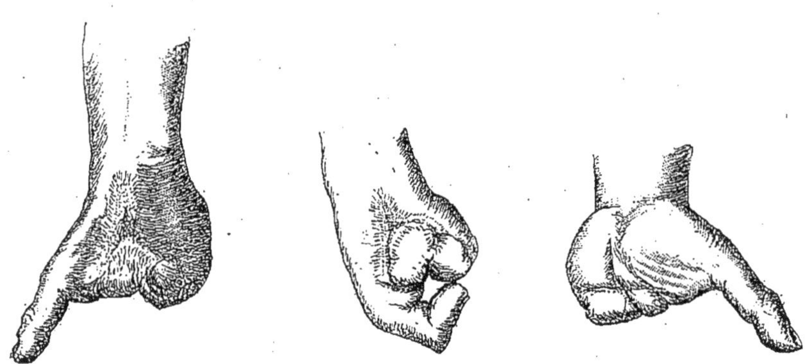

Ratissage du dos de la main par la carde à laine.

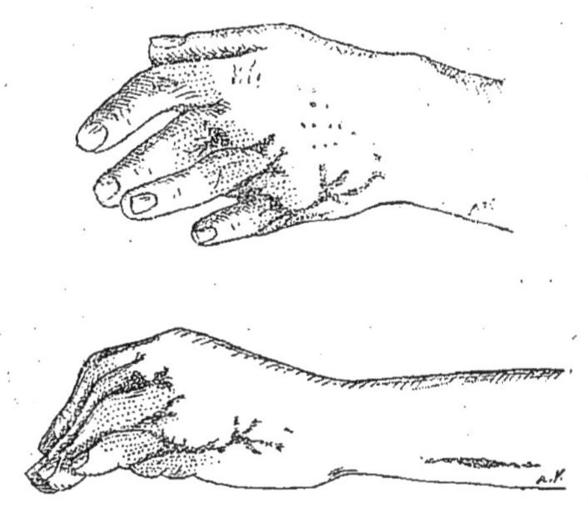

Ratissage du dos de la main par la carde à lin ;
résultats des résections.

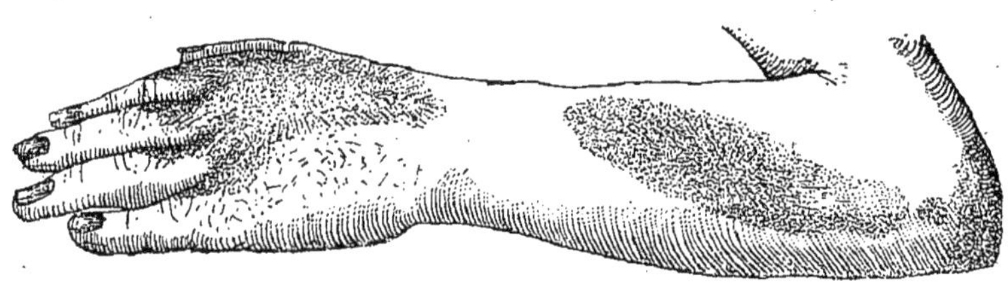

Ratissage de la face dorsale de la main et de la partie postéro-externe de l'avant-bras, par la carde à laine.

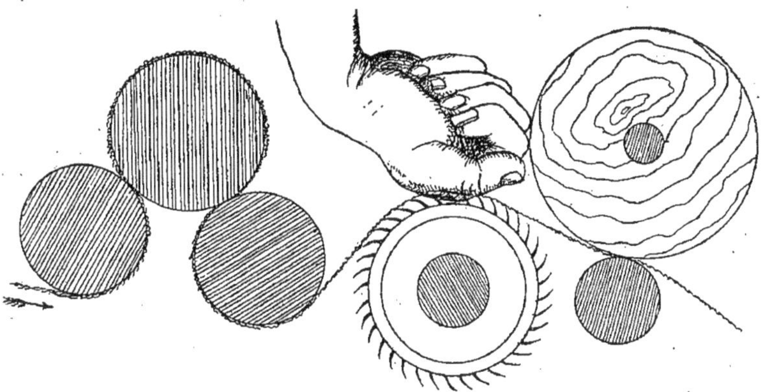

Le mécanisme d'un ratissage de la face dorsale de la main *droite*, par « le hérisson » de la carde à lin.

# (Suite).

## Opération faite sur le cadavre.

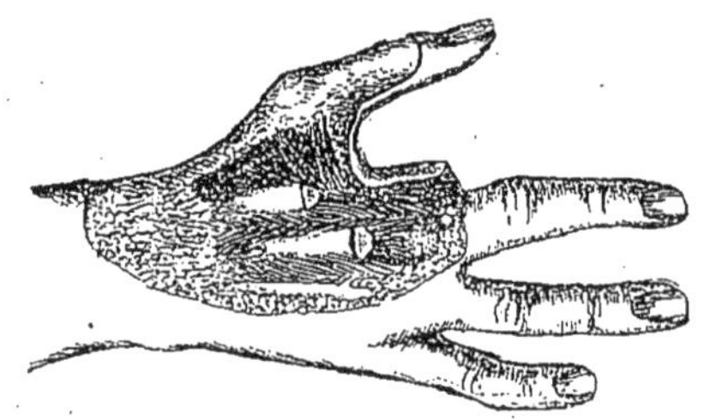

La « donnée » chirurgicale :

Le pouce, dont il ne reste que la partie palmaire, est à désosser ou à amputer.

De l'index, il ne reste qu'un tiers de métacarpien.

Le médius (dont le tendon extenseur, complètement « ratissé », ne laisse pas le moindre débris dans la plaie), a subi la résection métacarpo-phalangienne.

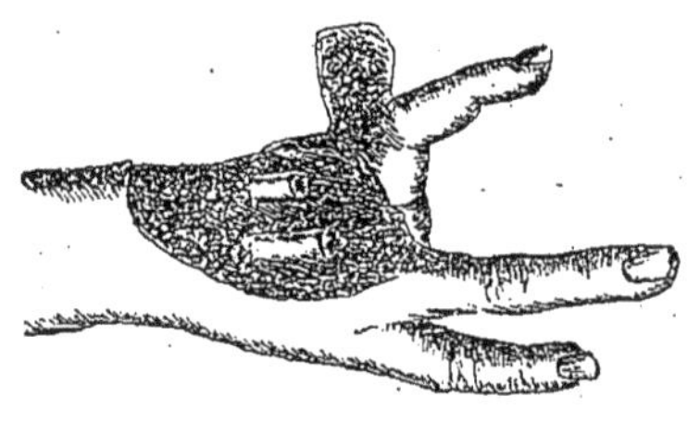

Résultat des 3 premiers temps de l'opération :

1° Ablation de tous les bourgeons charnus;

2° Désossement du pouce ;

3° Débridement du troisième espace interdigital ;

4° Ablation d'un lambeau en V à sommet supérieur, aux dépens de la peau, qui recouvrait, du côté palmaire, l'articulation métacarpo-phalangienne de l'index.

3° Suture du ligament gléno-sésamoïdien du pouce à la portion phalangienne du tendon de l'extenseur du médius.

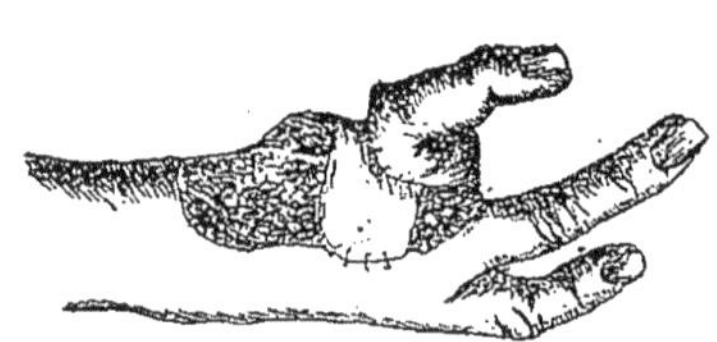

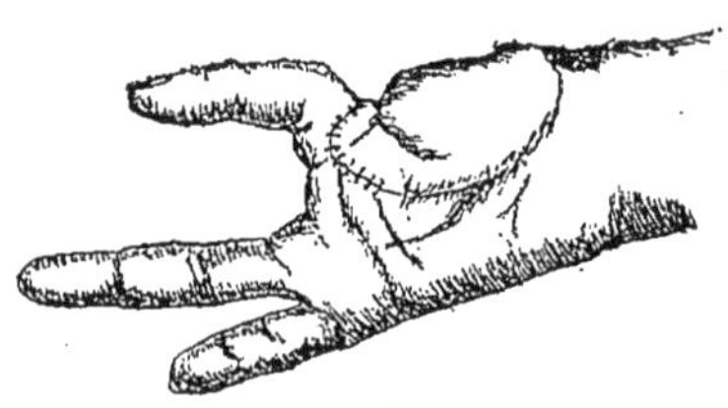

Les résultats (dorsal et palmaire) des sutures cutanées.

(Suite).

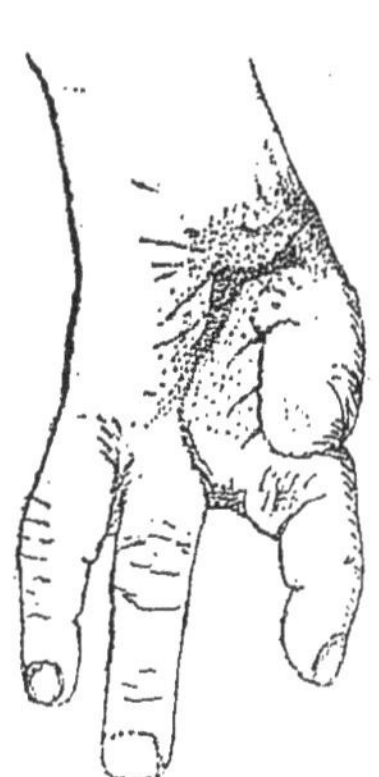

Un mois après l'opération.

(Suite).

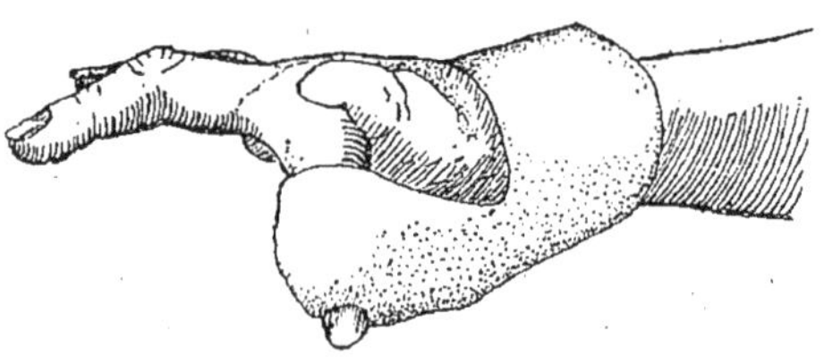

L'appareil plâtré, destiné à écarter le nouveau pouce.

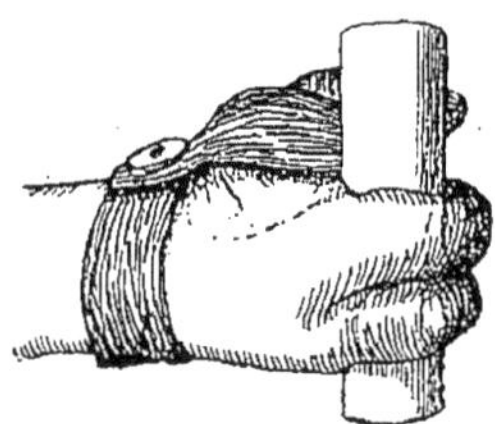

L'appareil prothétique, qui permet la préhension des objets volumineux.

## (Suite).

Résultat obtenu après la dernière opération, — permettant de reprendre et de continuer, depuis plusieurs mois, le métier de *cardeuse de lin*, que cette mutilée exerçait antérieurement.

---

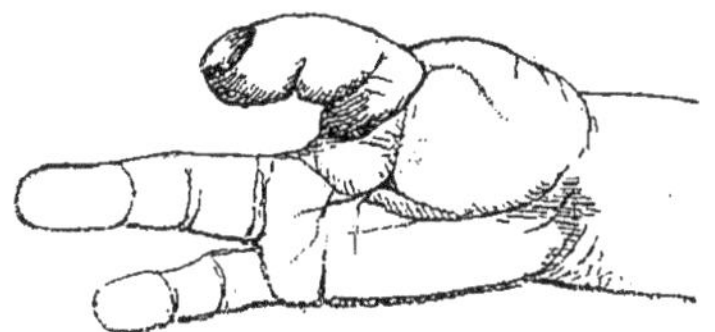

Extension pendant le repos.

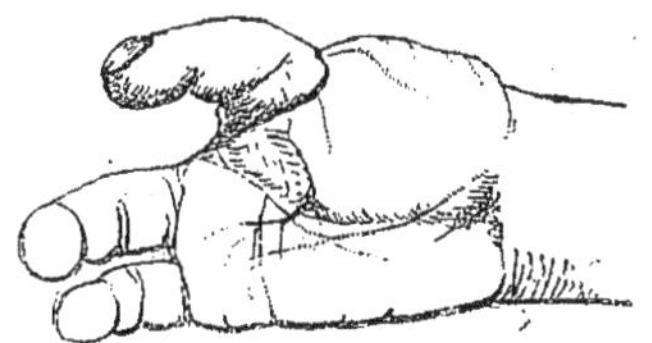

A la fin d'une journée de travail.

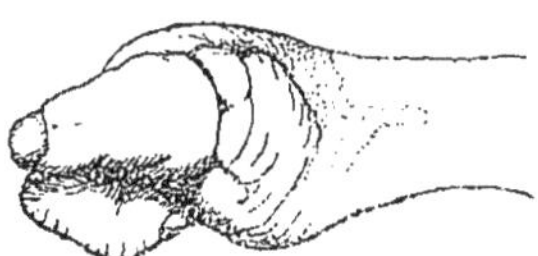

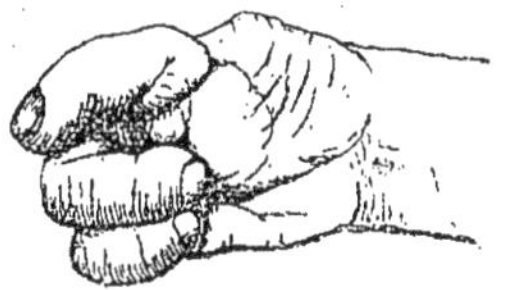

Flexion exercée en dehors de l'acte de la préhension.

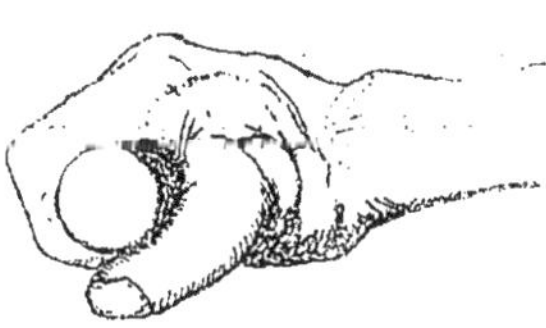

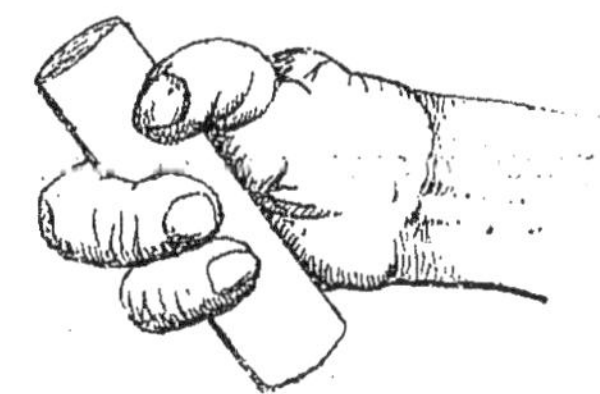

Flexion exercée dans l'acte de la préhension d'un objet volumineux.

(Suite).

Le résultat, absolument remarquable, obtenu par le regretté Professeur PARISE, résultat dont l'étude m'a inspiré cette tentative de cheiroplastie, malgré les mauvaises conditions réunies dans le cas particulier.

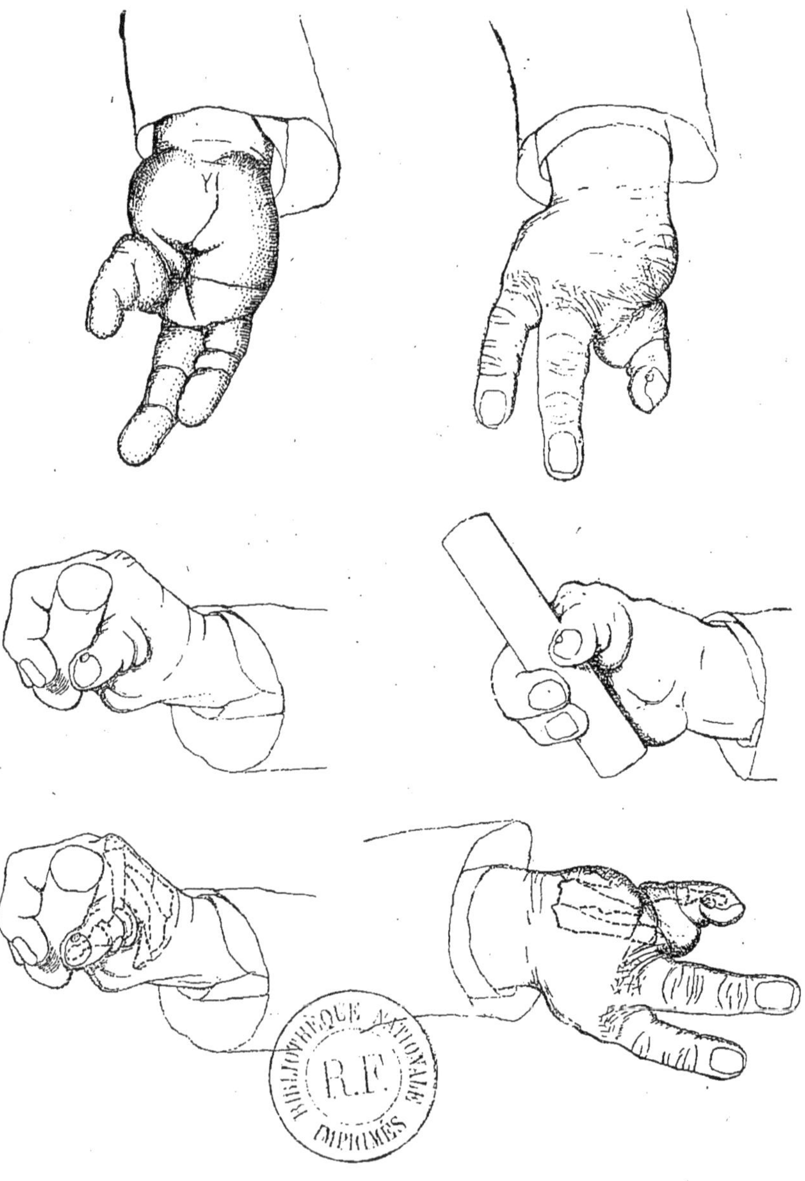

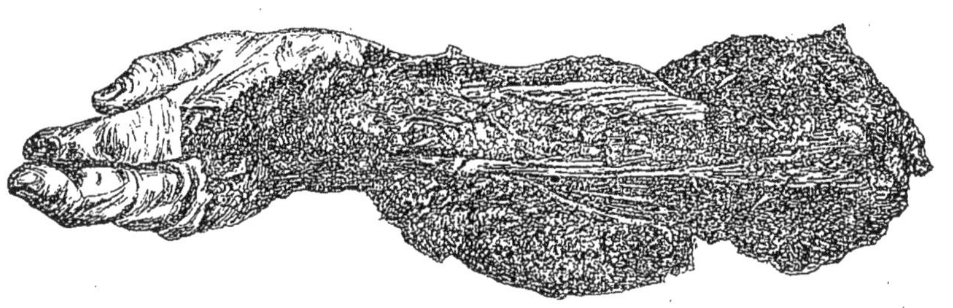

Ratissage de la face dorsale de la main, de l'avant-bras et du coude, par la carde à lin.

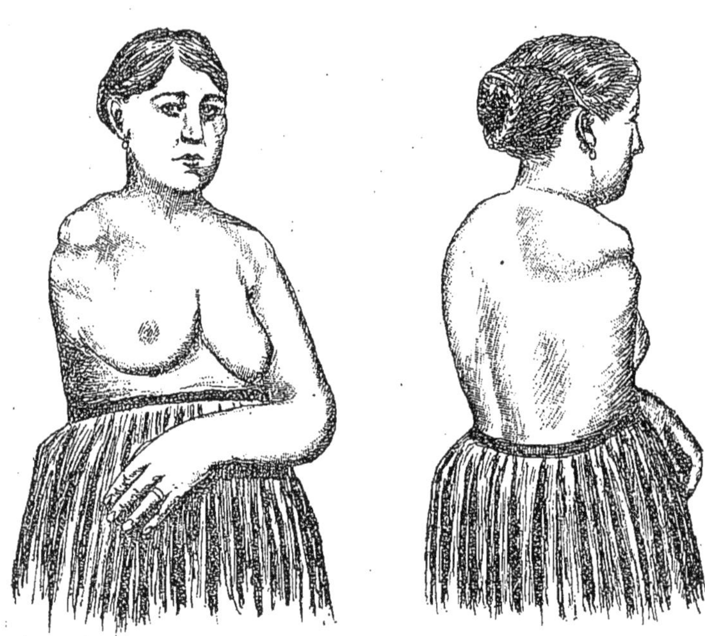

Ratissage du membre supérieur droit, jusque près de l'épaule, par la carde à lin.

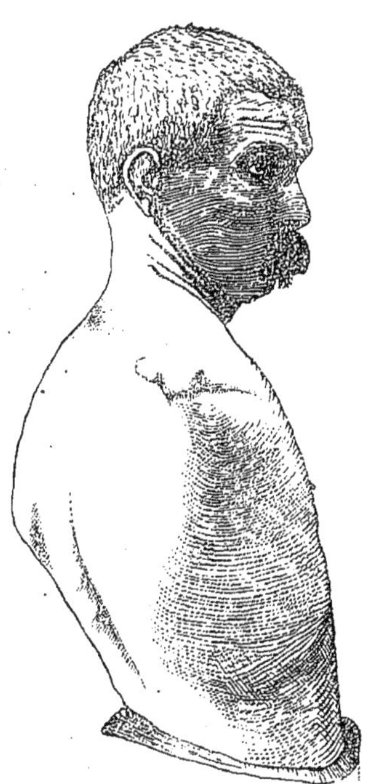

Ablation du membre supérieur avec l'omoplate

(Pour servir de comparaison avec le fait précédent).

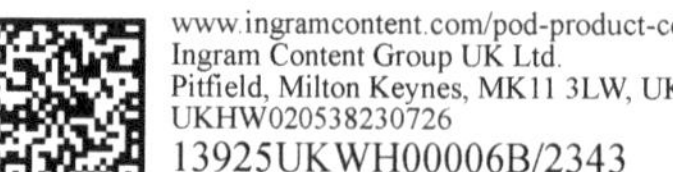

www.ingramcontent.com/pod-product-compliance
Ingram Content Group UK Ltd.
Pitfield, Milton Keynes, MK11 3LW, UK
UKHW020538230726
13925UKWH00006B/2343